# LE

# SEIN HYSTÉRIQUE

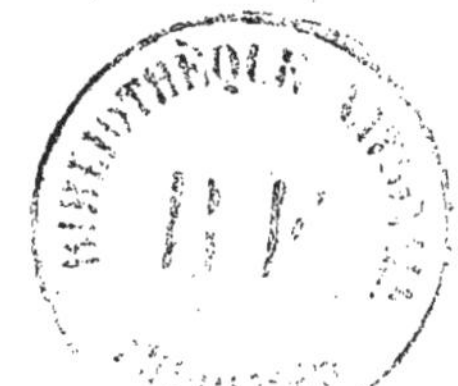

PAR

Le Dr Robert MICHARD
Ex-Interne à l'Hôpital civil d'Oran (Algérie).

LYON
A. REY & Cie, IMPRIMEURS-ÉDITEURS DE L'UNIVERSITÉ
4, RUE GENTIL, 4
—
1902

LE

# SEIN HYSTÉRIQUE

LE

# SEIN HYSTÉRIQUE

PAR

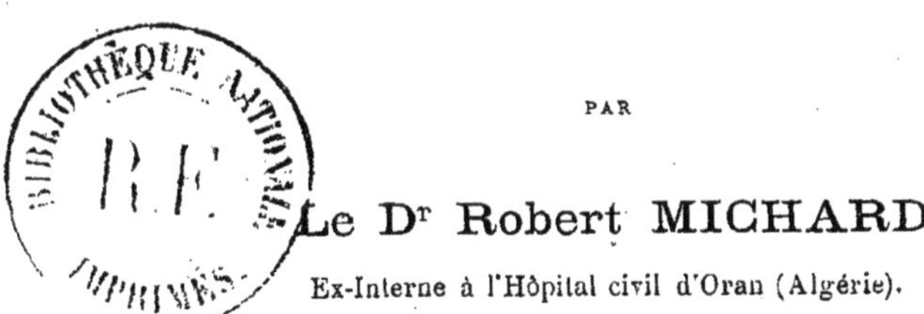


Le Dr Robert MICHARD
Ex-Interne à l'Hôpital civil d'Oran (Algérie).

LYON
A. REY & Cie, IMPRIMEURS ÉDITEURS DE L'UNIVERSITÉ
4, RUE GENTIL, 4

1902

*Au moment de quitter l'Université lyonnaise, nous avons un devoir agréable à remplir en remerciant publiquement les personnes qui ont bien voulu s'intéresser à nous pendant le cours de nos études.*

*Et tout d'abord nos parents, dont la sollicitude et le dévouement nous ont toujours rendu notre tâche plus facile.*

*M. le professeur agrégé Lannois nous a inspiré le sujet de notre thèse, il nous a prodigué son temps et ses conseils, nous lui sommes reconnaissant de sa bienveillance à notre égard.*

*M. le professeur Lépine a bien voulu présider notre thèse, nous ressentons vivement l'honneur qu'il nous a fait.*

*Au nombre des professeurs dont nous avons longtemps suivi les leçons, M. le professeur agrégé Roque peut être assuré de notre gratitude; nous prions M. le professeur agrégé Collet d'accepter l'expression de notre vive sympathie.*

*Nous n'aurions garde d'oublier ici nos maîtres de l'hôpital civil d'Oran, M. le Dr Guglielmi, qui nous a enseigné pendant un an la pratique chirurgicale; MM. les Drs Bernauer, Sandras et Lescure qui ont toujours été pour nous des chefs de service bienveillants.*

*Enfin, nous avons le regret de quitter d'excellents amis, jamais nous ne les oublierons.*

# INTRODUCTION

Nous avons pu constater, dans le service de M. le professeur agrégé Lannois, combien nombreuses et variées sont les manifestations de l'hystérie.

M. Lannois a particulièrement attiré notre attention sur un cas de sein hystérique. Cette affection est rare dans les hôpitaux, car les malades, qui redoutent une affection plus grave, s'empressent de retourner à leurs occupations quand on leur a affirmé qu'elles n'ont pas un cancer du sein.

Le diagnostic du sein hystérique est important, car il convient d'éviter aux malades une intervention sanglante, inutile dans ce cas.

La symptomatologie est intéressante à connaître, car l'étude clinique des manifestations de l'hystérie, au sujet de chacune des fonctions et de chacun des organes en particulier, doit conduire à une connaissance parfaite de la névrose en général. C'est pour toutes ces raisons que nous avons fait du sein hystérique le sujet de notre thèse.

Après avoir exposé les notions relatives aux zones hystérogènes de la mamelle, nous examinerons successivement dans les chapitres suivants un certain nombre de processus locaux de la névrose ; la mastodynie, le gonflement du sein avec ou sans tumeurs, avec ulcérations ; la galactorrhée, les ecchymoses et les hémorragies du sein.

---

LE

# SEIN HYSTÉRIQUE

## CHAPITRE PREMIER

### HISTORIQUE

Les réactions qui se produisent au niveau de la glande mammaire sous l'influence de l'hystérie ont été notées depuis l'antiquité :

Hippocrate signale déjà les hémorragies du sein.

A une époque beaucoup plus récente, Willis (1678) cite le cas d'une jeune fille qui présentait de la douleur et du gonflement d'un sein, coïncidant avec des accidents hystériques.

Carré de Montgeron (1747) nous fournit deux cas de sein hystérique sur lesquels nous aurons l'occasion de discuter dans la suite.

F. Hoffmann (1748) rapporte deux observations de gonflement douloureux des deux seins avec attaques d'hystérie.

Van der Wiel (1758) note des hémorragies se produisant au niveau du mamelon.

P. Pomme (an VII) a bien vu et décrit le sein hystérique.

Pinel (1817) et Magnus Huss (1856) apportent une nouvelle contribution à l'étude des hémorragies du sein, bien observées depuis, dans les communications de Chipault (1896) et de P. Sainton (1901).

Astley Cooper a décrit plusieurs formes de névralgie de la mamelle et, s'il n'a pas élucidé la pathogénie de l'affection, il a du moins signalé ses rapports avec l'hystérie.

Brodie (1837) fait une description fort exacte du sein hystérique dont Whyte a rapporté un cas typique (1834). Brodie rejette la forme avec tumeur.

On trouve dans le *Traité de Briquet* (1851) une observation célèbre de galactorrhée.

Citons les thèses de Lechat (1859), Fortoul (1879), Carmona (1887), sur le sein douloureux.

La thèse de Connard sur le « sein hystérique » (1876) a le mérite d'avoir éclairci la question en décrivant le « gonflement douloureux du sein chez les femmes hystériques », mais il n'a fait qu'entrevoir la forme chronique de l'affection.

Dans la période moderne, les observations deviennent plus nombreuses. En même temps que les symptômes sont mieux observés, on se préoccupe davantage des conditions étiologiques.

Bourneville et Regnard (1877), Wever (1887), Féré (1888) analysent des faits nouveaux. Fabre entrevoit la pathogénie de l'affection.

Les sept cas publiés dans le mémoire de Fowler (1890) se rapportent manifestement à des tumeurs hystériques du sein.

Dans ces dernières années, on s'efforce de trouver, par la méthode anatomo-clinique, la cause primordiale de l'hystérie.

Pitres, dans ses *Leçons cliniques sur l'hystérie et l'hypnotisme*, décrit les zones hystérogènes (1891).

Gilles de la Tourette observe dans le service de Verneuil un certain nombre de malades, et fait paraître en 1893 une étude sur *Le sein hystérique et les tumeurs hystériques de la mamelle* reproduite avec quelques développements dans son *Traité clinique et thérapeutique de l'hystérie* (1895).

*L'œdème*, déjà signalé par Sydenham, par Louyer-Villermay (1816), Fabre et Weir Mitchell (1884), prend une importance nouvelle le jour où Charcot en fait une étude approfondie, décrivant une nouvelle variété qu'il appelle œdème bleu (1889). Gilles de la Tourette revient sur ce sujet et réunit les troubles vaso-moteurs de l'hystérie sous le nom de *diathèse vaso-motrice*.

P. Sollier fait paraître son livre sur *la Genèse et la nature de l'hystérie* (1897) ; il insiste sur la présence constante de l'*anesthésie* qu'il considère avec les phénomènes vaso-moteurs, comme la caractéristique de l'hystérie.

F. Raymond et Pierre Janet publient en 1898 un certain nombre d'observations ayant trait aux « névroses et idées fixes ». A noter celles qui ont trait à l'œdème hystérique et une observation de galactorrhée (v. ch. VII). M. Lannois fait paraître dans la « Nouvelle Iconographie de la Salpêtrière » (n° 5, 1901), une observation de sein hystérique, se rapportant à une femme qu'il a eu l'occasion d'observer pendant plusieurs mois dans son service, que nous reproduirons en la complétant.

## CHAPITRE II

Nous dirons tout d'abord quelques mots sur les *zones hystérogènes du sein.* Nous aurons, à différentes reprises, l'occasion d'utiliser ces indications.

A l'examen de la sensibilité chez les hystériques, il est fréquent de constater l'existence, au niveau de la glande mammaire, de zones hyperesthésiques.

En clinique, on voit à l'occasion d'un paroxysme les zones hyperesthésiques devenir hystérogènes. La réciproque est également vraie.

Les zones hystérogènes, en général, se divisent d'après leur mode d'action en deux catégories :

Zones spasmogènes,
Zones spasmo-frénatrices,

suivant qu'elles provoquent où qu'elles réfrènent l'attaque.

Au thorax, on les observe surtout sur les seins, le voisinage de la clavicule, les espaces intercostaux, les apophyses épineuses.

Leur étendue est limitée et leur nombre variable. Elles sont unilatérales et occupent le côté hémianesthésié ou bien, et plus rarement, elles sont bilatérales et occupent des régions dont la sensibilité est conservée.

Plus ou moins excitables, elles se manifestent par des douleurs, quelquefois très vives, au début des attaques spontanées.

Chez certains malades, il n'existe que des zones spasmogènes ou des zones frénatrices, ou bien encore les zones spasmogènes ne provoquent par la compression qu'une attaque partielle; ce sont des zones spasmogènes à effets incomplets, comme nous aurons l'occasion d'en constater chez Marie V (obs. VI).

La plupart du temps, les *zones du thorax* sont exclusivement *spasmogènes*.

Pour mettre en évidence l'existence des points spasmogènes, nous empruntons des exemples au traité de Pitres sur l'*Hystérie :*

« Marie M..., dix-neuf ans, petites attaques de nerfs. Après une période prodromique, dans laquelle la malade devient sombre, lugubre, et en proie à quelques hallucinations lui rappelant certaines scènes de sa vie passée, l'aura débute par une sensation douloureuse, très pénible, ayant pour siège la partie externe du sein gauche. A ce moment, le cœur bat avec violence, la malade saisit à pleines mains le sein douloureux en criant : je souffre, soulagez-moi, *ça* serre, *ça* serre. Puis une douleur survient au creux poplité et à l'ovaire gauche; quelque chose part de ces régions et monte à l'estomac et au cœur. Alors, la malade pousse un cri et l'attaque convulsive commence.

« Il suffit de presser très légèrement le bord externe du sein gauche pour provoquer immédiatement l'attaque convulsive. »

« Emma B..., trente et un ans, plusieurs zones spasmogènes... une sur chaque sein. La pression de l'une ou l'autre de ces zones, provoque instantanément l'attaque. »

« Léonie P..., dix-huit ans, plusieurs zones spasmogènes... elle en a une au-dessus de chaque sein. »

Précisément, ces trois malades présentent des zones spasmogènes du sein, siégeant d'un seul côté pour l'une des malades, et des deux côtés pour les deux autres.

A noter que chez Marie M... l'aura psychique est suivie immédiatement de douleurs dans le sein.

On trouve encore au niveau du sein, des zones hypnogènes, nous ne ferons que les mentionner.

Les zones spasmogènes de la mamelle sont très fréquentes. Elles occupent la peau et les éléments nerveux qui s'y rendent : *zones cutanées :* ou bien les plans sous-jacents de la glande : *zones viscérales*. Dans le premier cas, les excitations faibles provoquent les convulsions, la compression ne produit rien. Dans le second cas, la compression de la glande produit les convulsions, les excitations superficielles restent sans effet.

Wood considère, comme ayant une origine hystérique, toutes les affections douloureuses du sein ou les pressions fortes sont moins pénibles que les pressions légères.

Certaines malades ne peuvent endurer même le frôlement de leurs vêtements.

Nous verrons, d'autre part, l'attaque débuter aussitôt que l'on comprime la glande mammaire.

Enfin, on trouve souvent une zone cutanée, superposée à une zone viscérale.

Mais la présence de zones hystérogènes ne suffit pas pour constituer une hystérie locale. Ce n'est qu'un stigmate hystérique.

La manifestation la plus apparente du sein hystérique est le symptôme douleur ; aussi, allons-nous étudier maintenant la mastodynie.

---

## CHAPITRE III

### MASTODYNIE

Dans le *Traité de chirurgie*, Delbet nous fournit la définition suivante de la mastodynie :

« Douleurs d'un caractère névralgique qui se font sentir d'abord dans le sein, quelquefois en un point très limité, et qui s'irradient soit vers le cou et la tête, soit et plus souvent vers l'épaule, le bras et l'avant-bras et jusque dans la main. »

Passant à l'interprétation des symptômes, il ajoute : « Il s'agit presque toujours de tumeur bénigne et l'on a affaire au type décrit par A. Cooper sous le nom de tumeur irritable de la mamelle. »

Nous verrons plus loin ce qu'il faut penser des névralgies de la mamelle avec tumeur.

« Enfin, dans certains cas, la mamelle ne présente aucune altération ni dans son volume, ni dans sa forme, ni dans sa consistance. Cette forme est peut-être la plus rare. »

C'est à cette forme que nous réserverons le nom de mastodynie.

Nous pensons nous aussi qu'elle est très rare. D'après Delbet, on a observé chez des hommes des cas où il y avait simplement de la névralgie, mais les observations sont peu convaincantes.

Observation de Rufz : Capitaine de vaisseau, homme robuste, âgé de trente-huit ans, atteint de névralgie avec une légère dureté à la mamelle droite.

Kirmisson : Homme de cinquante-quatre ans; souffrances localisées au mamelon droit, tuméfaction, gonflement autour de l'aréole avec un peu de douleur à la peau. Quand on presse la glande mammaire, violente douleur. Pas de tumeur. Aucune trace d'œdème.

Nélaton : Jeune homme de vingt-trois ans ; hypertrophie douloureuse de la mamelle gauche.

Observation III de Lechat : « Pierre B..., trente-quatre ans, augmentation évidente de la mamelle droite ; à gauche, on ne trouve que les téguments. Le malade a déjà eu à l'âge de seize ans cette tumeur douloureuse dans les deux mamelles ; elle n'a duré à cette époque que huit à dix jours. Traité seulement par les topiques, il sort amélioré de l'hôpital. Nélaton a signalé cet homme comme atteint de névralgie de la mamelle. »

Velpeau et Rosenthal rapportent deux cas analogues :

Dans l'observation de Rosenthal, il s'agit d'un jeune homme de seize ans, fils d'une femme très nerveuse : là seulement nous trouvons une vague indication sur les antécédents du malade.

A l'examen d'un certain nombre de cas analogues Sojo Carmona fait la remarque suivante :

« Dans les observations de névralgie de la mamelle publiées par Cooper, Rufz, Rosenthal, Fortoul, Terrillon, etc., on n'en trouve pas une seule dans laquelle la mamelle ait conservé sa consistance et ses caractères normaux, comme l'expression *névralgie* employée pour désigner cette affection pourrait le faire supposer. Dans un grand nombre de cas, la mamelle devient saillante, tendue et semble se relever par rapport à celle du côté opposé. »

Nous acceptons donc la mastodynie sous bénéfice d'un nouvel inventaire.

Pour justifier notre manière de voir, citons une observation de Lechat où les douleurs névralgiques et le gonflement sont tantôt isolés et tantôt réunis.

### Observation I (Lechat)

Marie L..., vingt-deux ans, chemisière, demeurant à Paris. Entrée le 18 mai 1857 à l'hôpital des Cliniques. Elle est couchée au n° 18 de la salle des femmes en couches ; c'est une multipare de son troisième enfant ; cette femme est un peu chlorotique ; depuis l'âge de quatorze ans elle a souffert dans les seins et surtout le gauche ; trois ou quatre jours, quelquefois même huit jours avant l'époque, elle sentait des élancements qui partaient, disait-elle, du cœur et qui allaient jusqu'au mamelon. A partir de l'âge de seize ans elle ne souffrit plus que dans le sein gauche. La mamelle à cette époque devenait plus volumineuse, plus dure, le mamelon s'érigeait, mais la peau conservait sa coloration normale ; on ne sentait, disait-elle, aucune petite tumeur dure ; la douleur s'irradiait dans l'épaule, dans le bras et dans le dos. Il ne s'écoulait rien par le mamelon.

Pendant les deux premières grossesses elle n'a point souffert mais à sa troisième, vers le quatrième mois, elle eut une légère apparition sanguine qui dura trois heures et qui fut accompagnée d'intumescence des seins et de violentes douleurs, exactement semblables à celles qu'elle éprouvait hors l'état de gestation ; cet état névralgique dura huit jours et céda à une mouche d'opium mise dans l'aisselle où la violence de la douleur était très intense. A six mois, même accident, même traitement ; à huit mois et demi elle se ressentit encore de cet état névralgique.

Elle arriva à l'hôpital, en douleurs, le 18 mai 1857. L'accouchement se passa très bien ; l'enfant se présentait en première position du sommet. Durée totale du travail, six heures. Le deuxième jour la sécrétion laiteuse fut assez abondante, mais accompagnée de violentes douleurs qui s'irradiaient jusque dans le cou à gauche et dans le bras du même côté. L'enfant fut mis en nourrice. Un purgatif est donné (bouteille d'eau de Sedlitz, 32 gr.) ; les seins se dégonflent et, malgré cela, la douleur augmente.

Etat de la malade le 22 mai : Marie L. est brune, assez grande, sa santé est bonne, ses mamelles ne sont plus gonflées ; en palpant la glande on ne trouve aucune induration, la mamelle est parfaitement élastique ; en palpant au-dessous de la mamelle, à sa partie inférieure, on développe une douleur très vive qui s'irradie dans toute la peau du sein suivant l'espace intercostal ; elle s'irradie aussi dans la partie supérieure du thorax, dans le cou et le bras correspondant. Il était évident, le pouls étant à 60 pulsations, que puisqu'on ne remarquait ni rougeur, ni tumeur, ni chaleur,. on avait affaire à une névralgie de la mamelle se propageant dans les branches thoraciques supérieures, dans le cou et le bras. Pommade belladonée 10/30; légère amélioration.

Le 30 mai l'état est à peu près le même, cependant les douleurs ont un peu diminué; l'opium est employé en topique, pommade avec 5 grammes d'extrait d'opium. Elle sort de l'hôpital le 2 juin 1857.

Je l'ai revue le 16 juillet suivant; les douleurs avaient persisté jusqu'au 16 juin, mais en s'amoindrissant. Le 5 juillet elle eut son retour de couches avec douleur ; mais la névralgie fut un peu moins longue, elle ne dura que trois jours et disparut.

---

## CHAPITRE IV

### SEIN HYSTÉRIQUE PROPREMENT DIT

Dans l'observation que nous venons de citer, aux troubles de la sensibilité s'ajoutent les troubles vasomoteurs : le sein hystérique se trouve constitué.

Quelle est la genèse et la filiation des troubles vasomoteurs ? M. le professeur J. Renaut en donne l'explication, que nous reproduisons textuellement :

« Quand on trace une ligne sur la peau, dit M. Renaut au sujet d'une hystérique, avec l'ongle ou un crayon mousse, ce n'est pas une simple raie méningitique qui surgit, c'est un large ruban rose qui, en même temps qu'il s'élargit par sa périphérie, devient par son centre œdémateux et ortié. La raie tracée sur la peau devient bientôt saillante et fait saillie sur le tégument par œdème rapide du derme. Puis le liquide de cet œdème, emprisonné dans les mailles inextensibles du derme, comprime les vaisseaux qui lui ont donné naissance et l'axe de la raie devient le siège de ce que j'ai appelé l'*œdème anémique*, tandis qu'à droite et à gauche continuent à se produire des nuages congestifs. Cette sorte d'urticaire traumatique est prurigineuse et suscite à distance des papules ortiées. Quand, à la longue, elle s'est effacée, on peut la faire apparaître le lendemain par une simple friction légère de la peau. Il y a même des jours où une simple raie tracée avec l'ongle détermine un œdème congestif si intense au point touché que la diapédèse intense qui en résulte donne lieu à une *hémorragie élective*. Avec les globules blancs il en passe un grand nombre de rouges, et quand l'œdème congestif, puis anémique, se sont effacés, on trouve à la place de la raie rose devenue blanche une raie ecchymotique. La *stigmatisation* est alors complète.

Nous savons très bien actuellement ce qui se passe lors de la formation d'une lésion ortiée quelconque. Au début, une paralysie subite des artérioles commandant les cônes vasculaires de la peau ouvre, dans la sphère de distribution de l'artère, une aire de pleine circulation : d'où la *rougeur*. Dans cette aire de pleine circulation le cours du sang se ralentit par insuffisance du débit des veinules qui y correspondent : d'où la *diapédèse large aboutissant à l'œdème congestif*. Les espaces interfasciculaires du derme étant inextensibles, et le liquide de l'œdème exsudé sous pression ne pouvant les déployer pour y prendre place, ce liquide s'y accumule avec une tension croissante autour des vaisseaux. Quand cette tension est devenue égale et de sens contraire à la tension du sang dans les vaisseaux, ceux-ci s'aplatissent, leur lumière s'efface par contre-pression, d'où l'*œdème anémique* et l'aspect exsangue du centre de la papule ou de la raie ortiée. Dans ces conditions, on voit même parfois l'épiderme céder à la haute pression intra-dermique propagée dans tous les sens, d'où l'urticaire bulbeuse, qui n'est point rare.

Si, dans les cas d'urticaire vulgaire, les lésions ortiées n'étaient pas comme on l'observe effectivement, ou tout à fait ou relativement éphémères, l'œdème anémique aurait une autre conséquence, que le lecteur aura déjà prévu, la *gangrène* superficielle, arrondie, siégeant dans la portion de la peau voisine du corps muqueux, laquelle ne peut subsister qu'au prix d'une irrigation soutenue, comme l'indique l'énorme développement de ses réseaux capillaires en bouquets. »

Ces troubles vaso-moteurs : rougeur, œdème, hémorragie, gangrène, que nous venons d'examiner du côté de la peau, sont les mêmes que nous retrouvons dans la description du sein hystérique, et qui se trouvent déjà en partie décrits dans l'observation I.

Dans ce chapitre, nous avons particulièrement en vue l'*œdème congestif* qui, dans certain cas, devient l'*œdème anémique* — l'œdème rouge ou violet, et l'œdème blanc. Unilatéral ou bilatéral, c'est quelquefois un trouble isolé, constituant une *hystérie locale.*

C'est toujours un œdème dur ne conservant pas l'empreinte du doigt.

Il subit des alternatives fréquentes d'augmentation ou de diminution.

**Etiologie.** — Les douleurs de la mamelle s'observent le plus souvent chez des femmes de seize à quarante ans : Wood et Morgan en ont observé un certain nombre de cas chez des jeunes filles, et Velpeau chez des femmes aux approches du temps critique.

Dans l'observation CDLXXXVII, A. Cooper a noté que chez sa malade les souffrances augmentent sous l'influence des affections tristes.

Presque tous les auteurs reconnaissent que les femmes nerveuses sont plus souvent affectées.

Avant que l'on ait songé à faire du sein douloureux une manifestation de l'hystérie, malgré les opinions les plus variées sur la pathogénie, les auteurs ont décrit, dans les observations un peu complètes, des symptômes qu'il est impossible de ne pas rattacher à la névrose : la mobilité du caractère, les sensations de chaleur et de froid, les hyperesthésies cutanées de la mamelle, de l'épaule et du bras, les points douloureux de la colonne vertébrale, etc.

Le *choc* est noté dans un grand nombre d'observations, comme la cause occasionnelle du sein hystérique. A l'état normal, un traumatisme produit un engourdissement et une anesthésie qui disparaissent spontanément ; chez les hystériques il produit des troubles persistants de la sensibilité.

L'*émotion* joue également un rôle considérable. Son action est bien connue dans le développement de l'attaque émotionnelle et dans l'hystérie traumatique. On connaît également son rôle banal dans la production des troubles de la sensibilité et de la vaso-motricité. Il n'est pas étonnant, dans ces conditions, que l'émotion produise un retentissement marqué sur un organe aussi richement vascularisé que la glande mammaire.

C'est à la même cause émotive qu'il faut attribuer les douleurs du sein et les fausses tumeurs pour lesquelles beaucoup de femmes nerveuses viennent consulter le chirurgien, lorsqu'elles ont dans leur famille ou leur entourage, des malheureuses atteintes de cancer du sein.

A. Cooper (obs. CDLXXXVI) cite une observation curieuse :

Observation II (résumée).

« La maladie avait débuté immédiatement après un grand effroi qu'avait causé à cette dame un accident arrivé sur un bateau à vapeur.

« Il n'y avait point de tumeur distincte, mais le sein était le siège d'une plénitude particulière, d'une douleur générale et d'une tension excessive. »

Même étiologie notée par Féré dans l'observation suivante :

Observation III (Féré.)

« Femme de quarante-cinq ans, hystérique. Se plaint d'accidents aux seins. La coloration de la peau est normale aux deux seins ; leur volume ne présente aucune particularité. Sous l'influence d'une observation désobligeante pour la malade, le sein gauche, qui était le siège du mal, se marbra de petites taches rouges, d'une sorte de rash scarlatiniforme dont les taches se confondirent bientôt pour former une rougeur uniforme qui dépassait un peu de tous côtés la mamelle. En même temps que cette rougeur apparaissait, le sein se gonflait en masse et le mamelon s'érigeait. Toute la région était devenue le siège d'une sensation de cuisson avec picotements de la peau et élancements dans la glande mammaire qui devint lourde. Il ne fallut pas une minute pour que tous phénomènes arrivassent à leur apogée. »

L'excitation des zones de voisinage peut influencer les zones hyperesthésiques du sein. Fowler a noté des zones hyperesthésiques ou hystérogènes du vagin ou du col de l'utérus, qui peuvent, par l'effet de leurs connexions, influencer la glande mammaire.

La clinique confirme cette manière de voir : un grand nombre d'observations rapportent, en effet, les phénomènes du sein hystérique à des troubles de la menstruation, qui est irrégulière ou douloureuse.

**Symptômes.** — Nous avons déjà vu, et nous retrouverons dans les observations suivantes, la plupart des symptômes du sein hystérique. Le plus manifeste est la douleur, parfois très intense, contusive ou lancinante, avec irradiations aux parties voisines, exagérée par la palpation et quelquefois par un simple frôlement, augmentant et diminuant avec le volume de la glande.

Le sein se gonfle dans des proportions variables, suivant les cas ; le mamelon devient turgescent. La coloration de la peau est normale ou rosée ; quelquefois rouge ou violacée.

Ces phénomènes coïncident avec le début de l'attaque qui reste parfois à l'état d'ébauche.

Puis la douleur diminue d'intensité, le sein reprend son volume normal.

Ces crises peuvent se renouveler et devenir même très fréquentes. Elles portent tantôt sur un seul sein, tantôt sur les deux, alternativement ou simultanément.

Nous avons déjà donné au début de ce chapitre l'interprétation de ces phénomènes, nous n'y reviendrons que pour signaler les irradiations douloureuses à l'épaule, dans les espaces intercostaux et au niveau de la colonne vertébrale, et rappeler la présence fréquente en ces points de zones hystérogènes spasmogènes, la coloration anormale de la peau et le gonflement étant sous la dépendance de la diathèse vaso-motrice.

**Diagnostic.** — Une douleur qui ne s'accompagne d'aucune inflammation, d'aucune *fièvre* surtout, doit faire éliminer l'hypothèse d'un *phlegmon* ou d'un *abcès.*

*Mastite de la puberté.* — La douleur est obtuse et n'est pas sensiblement influencée par la pression des vêtements; d'ailleurs, les phénomènes inflammatoires diminuent rapidement d'intensité ; la terminaison survient alors, soit par résolution, soit. mais rarement, par suppuration.

*Mastite puerpérale.* — C'est une inflammation glandulaire *canaliculaire* due à une infection par la voie des canaux galactophores. Elle s'accompagne de température, et donne lieu à un écoulement de *pus* par le mamelon.

*Phlegmon diffus.*—Etat général grave et septicémie..

*Mastite chronique.* — Elle reconnaît pour causes la lactation, les contusions chroniques; la douleur n'a pas l'acuité de celle du sein hystérique; on constate la présence d'une adénite axillaire.

Le diagnostic avec la *névralgie intercostale* serait peut-être plus difficile, mais on ne trouve pas les points caractéristiques indiqués par Valleix ; on trouve seulement les points mammaires, d'ailleurs accompagnés de la série des troubles vaso-moteurs allant de la congestion jusqu'à l'œdème : œdème qui ne conserve pas l'empreinte du doigt.

Il importe de faire le diagnostic de sein hystérique pour épargner aux malades une intervention chirurgicale. Une opération n'est pas à conseiller, bien que l'amputation ait été plusieurs fois pratiquée.

Boyer opéra une femme d'une tumeur très douloureuse du sein qui était le point de départ d'accès d'hystérie : la douleur et les accès cessèrent après l'opération.

Une jeune fille de dix-huit ans, hystérique, qui présentait un notable gonflement du sein gauche avec douleur, fut examinée par M. Péan, qui trouva quelques nodosités à la palpation ; il fit une amputation partielle de la glande ; les douleurs persistèrent, accompagnées de crises d'hystérie.

Dans un cas de névralgie double, Nélaton fit à un jeune homme l'ablation des deux mamelles ; les souffrances persistèrent.

Malgaigne opéra une femme dans les mêmes conditions, avec le même résultat négatif.

Rufz ayant fait l'ablation de la mamelle dans un cas où il avait cru sentir quelques noyaux durs, ne les retrouva plus à l'examen anatomique.

Il note même que la glande lui parut dans un état presque naturel, et qu'on ne pouvait regarder comme affecté de dégénérescence un tissu glandulaire un peu plus dur et un peu plus nacré qu'à l'état ordinaire.

---

# CHAPITRE V

## SEIN HYSTÉRIQUE AVEC TUMEURS

Connard définit le sein hystérique une affection essentiellement aiguë « cette affection pourrait-elle revêtir une forme essentiellement chronique, c'est ce que nous espérons, dit-il, élucider dans des travaux ultérieurs ». Nous n'avons trouvé nulle part ces travaux.

« Quand l'affection est un peu ancienne, dit Brodie, le sein devient plus volumineux par suite d'une hypérémie secondaire. »

En effet, si les accès sont rapprochés, la tuméfaction persiste et souvent, malgré l'opinion de Brodie sur ce point, nous assistons à la formation de tumeurs, dues à la persistance de l'œdème qui, en certains points, se localise.

Fowler signale sept malades hystériques ayant une ou deux tumeurs du sein et qui guérirent par un traitement purement psychique.

### Observation IV (Rosenthal).

Demoiselle de vingt-huit ans, chloro-anémique et

tourmentée auparavant par des migraines et des maux d'estomac.

Depuis deux mois elle accuse une douleur névralgique dans les deux seins avec une sensation de nodosités. Parfois la douleur s'étend à l'épaule droite et au bras gauche jusqu'à la face dorsale des deux premiers doigts ; souvent les parois abdominales sont aussi douloureuses.

Les seins ont l'apparence normale, une température remarquablement basse, et sont sensibles au toucher.

Les nodosités, manifestes, ont un volume variable, de la grosseur d'une noisette à celle d'une châtaigne. La peau est sensible sur tout le thorax et particulièrement autour du sein. A droite du creux épigastrique se trouve une petite nodosité de la dimension d'une lentille, très douloureuse au toucher. Les douleurs furent un peu calmées par des pilules d'assa-fœtida et d'aloès, administrées pendant quatre semaines. Puis on ordonna des demi-bains avec douches en pluie, et enfin de grands bains. Les nodosités les moins volumineuses avaient disparu, tandis que les autres furent diminuées de volume et de consistance.

### Observation V (Sojo Carmond)

*Hypertrophie douloureuse des deux seins. — Fibro-adénomes dans le sein droit.*

Mlle J. C., domestique, entre à l'hôpital de la Charité, salle Sainte-Catherine, service de M. Trélat, le

4 mars 1886, pour se faire soigner pour des douleurs très intenses dontelle s ouffre dans les deux mamelles.

La mère, qui vit encore, a eu il y a vingt-deux ans, un abcès du sein droit qui l'a obligée à suspendre l'allaitement. Sa mère, ainsi que ses deux sœurs sont sujettes à des migraines et à des névralgies par tout le corps. Quoique J... n'ait jamais eu de maladie qui l'obligeât à garder le lit, elle ne s'est jamais trouvée bien à l'aise.

Elle a été réglée à quatorze ans, sa menstruation est irrégulière; dans ces derniers temps les règles apparaissent tous les quinze jours et durent pendant deux ou trois jours. Ses règles se sont toujours accompagnées de douleurs à la partie interne des cuisses, à la partie inférieure de l'abdomen et aux reins. Souvent, et surtout aux époques menstruelles, elle se plaignait et se plaint encore, de violentes douleurs de tête.

Elle n'a jamais eu d'enfant.

Depuis l'âge de dix-huit ans, elle s'est aperçue que ses seins augmentaient de volume, et en y touchant, elle y sentit, dit-elle, des tumeurs ; elle n'eut pas de douleurs à cette époque. Parfois, surtout aux approches menstruelles, elle éprouvait dans les seins des fourmillements et de légers élancements.

La douleur est venue après, quelquefois assez forte pour l'obliger à suspendre tout ouvrage, parce que les mouvements des bras l'augmentaient.

C'est le sein droit qui est devenu le premier douloureux.

Vers les premiers jours de févriers 1886, les douleurs ont acquis une grande intensité dans les deux seins : ces douleurs n'étaient pas limitées au sein, mais s'irradiaient au cou, à l'aisselle à l'épaule, aux bras et avant-bras, et aux mains. Elle se décide alors à rentrer à l'hôpital.

7 mars. — La violence des douleurs ne laissent pas à la malade un moment de repos ; elle ne trouve pas dans son lit une position qui la soulage.

Comme elle a été, dès sa rentrée, soumise à la compression des deux seins, compression faite avec de la ouate et un bandage, nous n'avons pas pu les examiner. Elle dit que les douleurs sont plus fortes à droite qu'à gauche, et elles s'irradient aux membres supérieurs et au cou, dont la peau présente une coloration purpurine et une remarquable hyperesthésie en toute leur étendue. Cette hypéresthésie et cette coloration purpurine de la peau sont plus marquées à droite.

14 avril. — Malgré la compression, les douleurs n'ont pas diminué ; il parait au contraire qu'elles ont augmenté. La malade souffre beaucoup de la compression, aussi retire-t-on le bandage compressif. Nous avons pu alors examiner les seins, non sans difficulté, parce que le moindre contact exaspérait les douleurs, la peau du sein étant hyperesthésiée. Ses seins ont augmenté à peu près d'un tiers de volume ordinaire ; on pourrait les comparer aux seins bien développés d'une femme qui allaite pour la première fois ; ils conservent leur forme primitive et ne sont pas pendants. La peau qui les couvre a sa coloration normale et ne présente pas de veines dilatées. Les mamelons, effacés, ne sont pas rétractés ; en les prenant entre deux doigts, on les fait ressortir.

La palpation de la mamelle montre qu'il n'y a pas d'adhérence de la peau et que le tissu cellulaire sous-cutané n'est pas induré. Le tissu de la glande est ferme, élastique, presque en toute son étendue. On sent dans la mamelle gauche trois noyaux durs et résistants, du volume d'un haricot, roulant sous la peau, mais faisant corps avec la glande, situés près de la circonférence de l'aréole, et vers le côté interne. — A la partie externe et supérieure de la mamelle droite, sur le bord du muscle grand pectoral, on sent deux tumeurs, l'une du volume d'un œuf de pigeon, l'autre un peu plus petite ; toutes deux dures, élastiques, à surface légèrement bosselée, roulant sous la peau et sans aucune adhérence à la glande : nous avons cherché s'il y avait un pédicule qui l'unît à la glande et nous n'avons rien trouvé. La pression du niveau de ces tumeurs est plus douloureuse que sur le reste de la glande.

15 avril. — La malade s'est habituée peu à peu à la compression, elle la supporte bien ; les douleurs du sein gauche ont presque disparu, elles sont encore assez fortes dans le sein droit. La diminution des douleurs n'a pas été graduelle ; elle s'apaisait pendant quatre ou cinq jours pour reparaître pendant deux ou trois jours, aussi fortes qu'au commencement ; ce n'est que depuis quelques jours que la malade est calme, quoique, comme nous venons de le dire, elle souffre encore un peu du sein droit ; en un mot, les douleurs se sont manifestées par crises. L'hyperesthésie de la peau des bras, ainsi que sa coloration purpurine, ont disparu. Une fois la douleur passée, la malade ne peut pas se servir de ses bras, parce qu'ils restent engourdis et

parce que leurs mouvements réveillent les douleurs du sein.

On a soin de tenir le bandage bien serré, la malade prend en outre une potion qui contient du bromure de potassium.

Comme elle se plaignait de douleurs à la partie inférieure du ventre, nous avons examiné cette région. En pressant un peu sur la région iliaque droite, au niveau de l'épine iliaque supérieure, elle manifeste une grande douleur; cette douleur ne dépend pas de la peau, au contraire il y a de l'anesthésie ; le pincement des muscles ne la produit pas non plus. En palpant soigneusement sur cette région iliaque, nous avons trouvé, à la partie moyenne de cette crête courbe de l'os iliaque qui contribue à former le détroit supérieur du bassin, une tumeur ovoïde, allongée transversalement, excessivement douloureuse: l'ovaire.

Sa compression, en effet, produit des palpitations et augmente une constriction du pharynx dont la malade se plaignait aussi; l'ovaire gauche est sensible, mais moins que le droit. La malade présente de temps en temps une toux bruyante, sans expectoration. Elle offre une anesthésie complète de la face dorsale de la main droite; le champ visuel est diminué à gauche.

Elle se fâche ou elle pleure lorsqu'on lui fait la moindre observation et lorsqu'on lui demande des renseignements sur sa maladie; ou elle répond de mauvaise humeur ou elle parle avec volubilité! J... est donc hystérique.

Nous avons examiné le sein: même aspect.

12 juin. — On a continué la compression; les douleurs

si violentes dont elle se plaignait n'ont pas reparu ; elle sent cependant de temps en temps des élancements douloureux, plus forts du côté droit. L'augmentation de volume des seins ainsi que les nodosités du sein gauche persistent. Les tumeurs du sein droit sont très diminuées. La malade sort aujourd'hui de l'hôpital.

Dans cette observation très minutieuse d'une malade manifestement hystérique, les symptômes du sein hystérique sont parfaitement décrits ; particularités à noter, la bilatéralité de l'affection, les zones hyperesthésiques de la mamelle, les zones spamogènes ovariennes, l'œdème rouge, la régression partielle des tumeurs. On voit par là combien est peu fondé le titre de l'observation. Il n'est pas fait mention de la température ni des modifications de l'état général ; nous retrouverons ces éléments au diagnostic de l'affection. L'auteur de l'observation connaissait le sein hystérique, mais il était sous l'influence des idées de Brodie et de Connard, qui niaient la présence des tumeurs et la chronicité dans cette affection.

M. Lannois vient de publier dans la nouvelle *Iconographie de la Salpêtrière* l'observation de la malade dont nous avons déjà parlé. Nous ne pouvons mieux faire que de la reproduire intégralement :

### Observation VI

La nommée Marie V., femme B., âgée de quarante-sept ans, garde-malade, suit la consultation des maladies nerveuses depuis trois mois,

Son père est mort à soixante-neuf ans de l'influenza, il était très nerveux. Sa mère est morte à cinquante-trois ans d'une entérite et était également très nerveuse. D'ailleurs la malade, sans donner de détails plus précis, dit que ses parents du côté paternel, comme ceux du côté maternel, étaient exceptionnellement nerveux.

Elle était fille unique et ne paraissait rien avoir présenté de particulier en ce qui concerne la naissance, le début de la marche, de la parole, etc. Elle a eu la rougeole, la varicelle, le faux-croup, dans la première jeunesse; une pneumonie à quarante ans. Elle a présenté de fréquentes périodes d'anémie; elle nie la syphilis et l'alcoolisme.

Réglée à onze ans avec une fréquence excessive (les règles reviennent souvent deux fois par mois), elle se maria à dix-huit ans et eut deux filles actuellement agées de vingt-six et vingt-trois ans, bien portantes, mais très sujettes à des douleurs névralgiques très diverses (céphalalgie, odontalgie, etc.).

C'est également pour des douleurs qu'elle vient nous consulter ; elle a des douleurs violentes dans la tête, revenant par accès ; elle a eu des douleurs dentaires. Son sein droit est douloureux par instants, etc.

Elle raconte que, dès l'âge de onze ans, elle avait la sensation d'une boule qui remontait du côté gauche de l'abdomen et venait lui donner une sensation d'étranglement au niveau du cou. Cette sensation s'est reproduite par périodes plus ou moins longues et notamment au moment de la pneumonie qu'elle eut à quarante ans. Elle avait remarqué, dés le début, qu'une friction ou une pression exercées sur l'abdomen, au point où la boule semblait prendre naissance, suffisait pour faire disparaître la sensation d'étranglement.

Elle ne paraît pas avoir jamais pris de grandes crises, mais lorsque les douleurs de tête sont très violentes, elle a des crises d'agitation et de pleurs sans perte de connaissance, avec crispation des mains, contractures, etc.

Elle se plaint d'un état nerveux tout à fait particulier: elle est très excitable et d'humeur très variable ; elle passe sans cesse de la gaîté la plus grande à la tristesse la plus sombre. Dans tous ses examens elle a fait preuve d'une grande loquacité, interprétant son cas au point de vue médical et se servant d'expressions médicales estropiées et risibles . . . Elle ne paraît pas avoir de troubles psychiques.

Elle a des fringales subites et mange parfois un pain de deux livres. Elle a aussi de la polyurie avec pollakiurie tant diurne que nocturne, mais ses urines ne renferment ni sucre ni albumine.

Rien au cœur ni au poumon.

L'examen ne révèle rien de particulier du côté de la force et de la résistance musculaire La sensibilité superficielle est normale dans tous ses modes, mais elle a de l'hémianesthésie profonde à droite. Les réflexes tendineux (rotulien, bras et avant-bras) sont exagérés, mais il n'y a ni trépidation, ni phénomène du genou. Les réflexes conjonctival et pharyngien sont diminués. Le réflexe cornéen est conservé.

Zones hyperesthésiques et hystérogènes au niveau

des deux ovaires et des régions sous et sus-mammaire. Clou hystérique. Les pupilles sont égales et réagissent normalement : le champ visuel est parfois un peu rétréci des deux côtés. Il n'y a ni diplopie, ni dischromatopsie.

La particularité la plus curieuse présentée par cette malade est l'existence d'une *énorme hypertrophie du sein droit* qu'il est facile de constater sur la photographie ci-jointe. Tandis que le sein gauche est relativement petit et flasque, en rapport avec ses grossesses antérieures et son habitus extérieur, car elle est plutôt maigre, le sein droit est très volumineux, piriforme et tendu ; la peau a l'aspect normal.

La circonférence du sein passant par le mamelon est de 22 centimètres à droite et de 16 centimètres à gauche.

L'aréole est fortement pigmentée et nettement plus large qu'à gauche. La mensuration prise alors que les muscles lisses étaient un peu contractés nous a donné :

| | à droite | à gauche |
|---|---|---|
| Diamètre transverse. | 7 centimètres. | 4 centimètres. |
| — vertical. | 8 — | 5 cm. 5o. |

Les mamelons sont gros des deux côtés mais surtout à droite.

A gauche la pression du sein, révèle seulement deux zones hyperesthésiques, mais à droite, elle est vraiment hystérogène. Si on serre le sein à pleine main, la malade s'agite, dit que cela l'énerve, lui fait grincer des dents et serrer les poignets. On détermine les mêmes

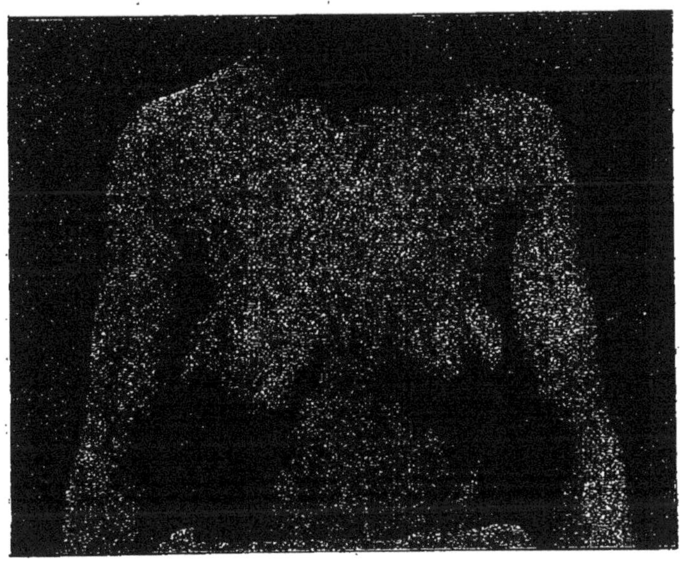

phénomènes en pinçant superficiellement la peau de l'aérole ou le bout du sein : le pincement de la peau du sein lui-même reste sans effet.

A la partie supérieure et un peu interne du sein, on sent sous la peau, une masse dure et arrondie, un peu aplatie ayant le volume d'une petite mandarine.

Elle raconte, à ce sujet, que l'an passé (juin 1900), elle fit un séjour de trois semaines dans le service du professeur Ollier. Un mois avant, elle avait commencé à ressentir, surtout en marchant, une sensation de roulement et de cuisson dans le sein droit, et cela sans raison appréciable.

En même temps le sein augmenta considérablement de volume, double de ce qu'il est aujourd'hui, dit-elle, et prit une teinte violacée.

Les douleurs avaient augmenté : elle sentait comme une brûlure continue et avait, à chaque instant, des lancées qui traversaient le sein comme une flèche.

Le plus souvent, ces crises correspondaient avec une douleur analogue, siégeant dans la région ovarienne et tout le côté gauche ; elle avait aussi une sensation de brûlure au niveau des reins et du dos, comme si on l'avait écorchée. Elle dit qu'à cette époque plusieurs chirurgiens ont parlé de carcinome et lui ont proposé l'ablation du sein, mais M. Ollier s'y opposa et fit pratiquer seulement de la compression avec des bandes de flanelle, qui déterminèrent une diminution sensible de la glande.

Actuellement, le volume du sein la gêne encore un peu, mais elle n'y éprouve qu'une sensation de douleur et de légère cuisson. Si elle a des ennuis, une contrariété quelconque, elle dit qu'elle sent aussitôt son sein « lourd comme une pierre. »

Depuis la publication de cette observation, la malade a fait à M. Lannois des confidences sur son état psychique, qui montrent bien que celui-ci n'est pas indemne. Elle a toujours eu des idées religieuses très exaltées. Dans l'enfance, après des séjours prolongés à l'église, elle a présenté de véritables états syncopaux.

Dans un état très précaire, elle a refusé à diverses reprises des places qui lui auraient permis de vivre, mais qu'elle n'a pas acceptées parce qu'elle voulait aller tous les jours à des messes, à des exercices de confréries, etc.

Depuis quelques mois, elle s'est vouée à la propagation du culte de Sainte-Agathe, la sainte, dit-elle, qui est chargée d'obtenir la guérison des maladies des mamelles, parce qu'elle a eu les seins tenaillés. Elle porte sur sa poitrine de nombreuses médailles et un reliquaire contenant des fragments d'os de plusieurs saints, notamment de Sainte-Agathe.

Enfin, il y a quelques jours (18 décembre), elle nous a raconté qu'elle avait eu à nouveau des douleurs violentes dans le sein malade, et en a fourni l'explication suivante : elle prie chaque jour pour la conversion d'une personne qui, malheureusement, ne fait rien pour rentrer dans la bonne voie, au contraire. Or, comme il faut que tout péché soit expié, le ciel lui fait la faveur de la faire souffrir dans son sein, et elle espère ainsi sauver l'âme de celui pour lequel elle prie.

Diminution du volume de la tumeur.

*Diagnostic du sein avec tumeur.* — « On appelle tumeur tout néoplasme ayant de la tendance à persister ou à s'accroître. » Cette définition de Cornil et Ranvier montre que nous n'avons pas affaire ici à des tumeurs véritables, puisqu'on les voit régresser et même disparaître complètement.

On peut admettre qu'elles ont une influence sur les extrémités des branches nerveuses près desquelles elles se développent, pour déterminer les douleurs névralgiques, provoquées d'autre part par l'excitation des zones hystérogènes cutanées et viscérales.

Chez les femmes atteintes de cancer on n'a point reconnu que l'apparition du cancer eût été précédée de douleurs névralgiques. Dans un cas de névralgie de la mamelle, Duplay, sur le simple énoncé du début par des douleurs violentes, annonça l'absence de tumeur. Pas d'engorgement ganglionnaire.

Enfin, si la tumeur reste stationnaire et sans influence aucune sur l'état général, on aura bien certainement affaire à une tumeur névralgique, à un sein hystérique avec tumeur.

---

# CHAPITRE VI

## SEIN HYSTÉRIQUE AVEC ULCÉRATION

Le diagnostic devient certainement plus difficile lorsqu'aux phénomènes du sein hystérique se joint l'ulcération de la peau. Mais le fait est excessivement rare.

Eybert signale chez une hystérique une tumeur au sein, dure, sans fluctuation, avec tendance à l'ulcération, et qui disparaît peu à peu.

Voici un cas où l'on fit le diagnostic de cancer :

### Observation VII (résumée). (Richet).

Femme de trente-sept ans, ayant présenté des crises, la sensation de boule hystérique, un point sous-mammaire gauche.

Elle reçut dans le sein droit un coup de tête d'une petite fille. La douleur au premier instant ne fut pas extrêmement vive, mais se réveilla très intense dans la suite.

Quand on saisit le sein entre les doigts on exaspère cette douleur au point de la rendre insupportable. Il semblerait alors qu'on sent une tumeur, mais si, suivant le conseil de Velpeau, on applique la main bien à plat sur le sein qu'on croyait le siège d'une tumeur, on ne sent plus rien.

La malade, qui croyait à une tumeur de la glande, s'adressa à un spécialiste, qui n'hésita pas à reconnaître une tumeur maligne. Il appliqua sur le sein son remède, dont l'action irritante fit naître un petit abcès du mamelon. Cet abcès ouvert laissa écouler quelques gouttes de pus, puis se referma sans qu'aucune modification de la douleur en fût résultée.

Enfin la malade, toujours persuadée qu'elle était atteinte d'une affection grave, s'adressa à M. Richet.

Compression méthodique du sein malade ; amélioration.

Cette malade a été revue trois mois après sa sortie de l'hôpital ; elle n'avait plus de douleurs dans le sein.

La femme dont il est question était certainement, d'après les symptômes longuement décrits au début de l'observation de Richet, hystérique et neurasthénique, et présentait même de l'agoraphobie. Elle avait un sein hystérique qui s est ulcéré sous l'influence d'un traitement spécial ; si l'origine de cette ulcération avait été méconnue, et s'il s'était produit de l'infection à son niveau, l'affection aurait certainement présenté l'allure d'une tumeur néoplasique du sein.

Gilles de la Tourette rapporte, en les interprétant, deux cas très intéressants au point de vue symptômes et diagnostic, décrits par Carré de Montgeron.

Le premier est celui de la demoiselle Coirin.

Observation VIII (Carré de Montgeron).

A l'âge de trente et un ans, en septembre 1716, elle fait une chute de cheval ; le traumatisme porte sur le sein gauche.

Quarante jours après, vomissements de sang accompagnés de faiblesses,

« Dans une de ces faiblesses, qui lui arriva trois mois après sa chute, comme on lui mettait des linges sur l'estomac, on s'aperçut qu'elle avait le sein du côté gauche *dur*, *enflé et tout violet.* »

« Application de cataplasmes, lesquels lui faisaient distiller une quantité considérable de sang par le bout du sein sans la guérir ni même la soulager, son sein lui faisant toujours de la douleur et étant de plus en plus dur.

On s'aperçut qu'elle avait un cancer au sein du côté gauche, la mamelle de ce côté étant devenue grosse comme la tête, excessivement dure et tout enflammée. Un témoin oculaire dit que vers la fin de l'année 1719, il lui vint une petite ouverture de pourriture au-dessous du sein et de la mamelle gauche ; que cette ouverture augmenta toujours de plus en plus, gagnant tout autour du bout du sein, et qu'elle le cerna en peu de jours, de façon que le bout de sein tomba en un morceau.

« En 1718, paralysie du côté gauche avec atrophie.

En 1720, deux chirurgiens proposèrent l'amputation du sein, qui fut repoussée par la mère de la malade.

Le 9 août 1731 elle charge une vertueuse femme de Nanterre de dire pour elle une neuvaine au tombeau du Bienheureux François de Pâris, d'y faire toucher une chemise et de lui apporter de la terre prise auprès du sépulcre.

Le 11 août « à peine la moribonde s'est fait mettre la chemise qui avait touché le précieux tombeau, qu'elle éprouve à l'instant la vertu bienfaisante qu'elle y avait trouvée. »

« Elle se retourna elle-même dans son lit. » Le 12, elle applique sur son sein la terre qu'elle s'était fait apporter. « Aussitôt elle remarque avec admiration que le trou profond de son sein, d'où sortait sans cesse depuis douze ans un pus corrompu et infecté, s'était séché sur le champ et commençait à se renfermer et à guérir. »

Enfin le même témoin « certifie que la demoiselle Coirin lui a fait voir sa mamelle gauche qui est parfaitement guérie et à laquelle il revient un bout. Ce bout n'est pas néanmoins tout à fait aussi gros que celui de la mamelle droite. »

Voici comment Gilles de la Tourette interprète ce cas miraculeux :

« Attaques syncopales d'hystérie nées sous l'influence d'un traumatisme ; œdème bleu du sein gauche dont le processus est assez intense pour produire la gangrène de la peau, limitée au mamelon ; infection secondaire de la plaie ainsi produite et suppuration qui détermine un engorgement des ganglions axillaires ; phénomènes de paralysie s'accompagnant d'atrophie musculaire ; guérison subite de la paralysie et progressive de l'atrophie ; disparition de l'œdème et, par suite, guérison de l'ulcère par cicatrice chéloïdienne simulant le mamelon disparu par gangrène. »

La seconde observation comporte la même interprétation.

### Observation IX (carré de Montgeron).

A l'âge de vingt-cinq ans, Anne Augier est subitement frappée d'une paralysie des deux jambes, un jour qu'elle était à l'église ; au bout de quelques jours, la paralysie s'accompagne d'une anesthésie complète ; puis surviennent l'atrophie musculaire et des troubles trophiques.

Entre temps, la malade présente des « accès d'un mal épileptique qui la prive de connaissance des trois et quatre jours. »

Il y avait treize ans qu'elle était ainsi paralysée, lorsqu'elle reçut un coup violent dans le sein gauche (1720).

« Ce coup forme bientôt un abcès qui dégénère en cancer. »

Quatre ans plus tard (1724) « le cancer s'ouvre en ulcère et forme ensuite une fistule par où s'exhalent la pourriture et l'infection qui étaient les suites et les effets du ravage que le cancer faisait dans son sein ».

Au mois de mai 1727, Anne Augier se fait transporter sur le tombeau de M. Rousse, qui opérait des miracles dans le même temps que le bienheureux Pâris.

« La paralysie se dissipe et s'évanouit : une chair saine et subitement régénérée remplit la place de la fistule et du cancer. »

Les malades dont il est question dans ces deux observations présentaient, en outre du sein hystérique, de la paralysie du côté gauche dans un des cas ; de la paraplégie, avec atrophie des muscles des membres inférieurs, accompagnée d'anesthésie, dans le second cas.

Il est certain, d'après Charcot, qu'il y a un lien entre le trouble cortical qui produit l'anesthésie et la paralysie musculaire, et celui qui produit la paralysie des vaso-moteurs, ces centres pouvant d'ailleurs fonctionner d'une manière isolée.

---

## CHAPITRE VII

### ECCHYMOSES, HÉMORRAGIES DU SEIN

Nous avons insisté sur ce point que les hystériques sont prédisposées aux troubles vaso-moteurs. Même en dehors de l'attaque, à la suite d'une excitation, d'une impression vive sur une région, on voit se produire *in situ* un œdème, des ecchymoses, enfin une stigmatisation pouvant aller jusqu'à l'hémorragie.

Observation X (résumée). (Béclère).

*Ecchymoses spontanées symétriques des quatre membres et des deux seins, avec hématidrose, chez une jeune fille de treize ans et demi.*

Bien réglée, premières règles à douze ans, d'abord accompagnées de vives douleurs. Santé générale très bonne, n'a pas eu d'autres maladies que la rougeole et la coqueluche dans la première enfance. Au cours de sa neuvième année, deux premières taches ecchymotiques, au creux de l'un et l'autre jarret, persistèrent deux mois.

Au mois qui suivit la première apparition des règles (fin 1898), une tache ecchymotique se montre sur le sein gauche et, quelque temps après, une tache semblable se développe symétriquement sur le sein droit. Depuis cette époque, à des intervalles variables, mais généralement de plus en plus rapprochés, des taches semblables apparaissent sur la moitié supérieure des seins, persistent une quinzaine de jours environ, et disparaissent après avoir passé par toute la série des teintes que présentent successivement les ecchymoses, depuis le rouge vif du début jusqu'au jaune pâle de la fin. Depuis le mois d'octobre 1899, ces taches ecchymotiques n'apparaissent pas seulement à intervalles plus rapprochés, elles sont aussi plus nombreuses. Il n'en existait d'abord pas plus d'une seule sur chaque sein, elles sont maintenant au nombre de trois, quatre, cinq, six, et même sept de chaque côté, toujours aussi parfaitement symétriques que possible.

Il ne semble pas qu'il existe de relation bien nette entre le retour des règles et l'apparition des taches ecchymotiques. Ce sont les émotions morales, les préoccupations, les contrariétés, qui semblent provoquer leur apparition, augmenter leur nombre, et aviver leur teinte purpurine.

Depuis un mois un nouveau phénomène morbide a fait son apparition. Aux ecchymoses spontanées s'est jointe une hématidrose. A trois reprises différentes la mère de cette jeune fille a constaté que, sans cause appréciable, une fine gouttelette de sang perlait à la surface de l'une des ecchymoses du sein et formait sur la chemise au contact une petite tache. Je n'ai pas été témoin du phénomène.

Ces ecchymoses ne s'accompagnent d'aucune douleur spontanée, mais la peau, partout où elle présente des taches sanguines, est le siège d'une hyperesthésie manifeste à la piqûre et au toucher.

J'ai constaté sur cette jeune fille, à diverses reprises, des points d'hyperesthésie cutanée sans troubles vasomoteurs; elle présente en outre depuis quelques jours des vomissements et des crises d'étouffement dont les caractères ne me laissent pas de doute sur leur nature hystérique ».

Les hémorragies par le mamelon sont très rares. Chipault n'a pu en recueillir que cinq cas, le premier consigné dans Hippocrate; les autres sont dus à Van der Wiel, Carré de Montgeron (Mlle Coirin), Pinel et Magnus Huss.

Nous en ajouterons un sixième :

« La femme de Pierre le Feure, vendeur de fer, demeurant à Châteaudun, rend ses fleurs par les mamelles avec telle quantité que tous les mois elle gaste trois ou quatre serviettes » (A. Paré).

Voici, résumé, le cas de Chipault :

### Observation XI (Chipault)

Femme d'une quarantaine d'années ; bien portante jusqu'à vingt-huit ans; à cette époque, crise de nerfs à la suite d'une frayeur ; en revenant à elle, elle était muette; depuis lors, elle eut plusieurs crises, dont l'une, survenue un an après, fut suivie de surdité.

Il y a un an et demi, hémorragies par les oreilles, par le nez. Depuis sept mois, hématémèses. Enfin, à la suite d'un léger traumatisme au sein, accès, attaque convulsive intense et, trois heures après, hémorragie par le mamelon, inondant la chemise et deux ou trois serviettes ; durée : demi-heure.

Le lendemain matin, sensation pénible dans le sein, étouffement, puis hémorragie.

Sein de forme et de coloration normale.

Zone d'hyperesthésie au niveau du pli thoraco-mammaire.

Anesthésie totale du côté gauche.

Trois jours après, à la partie supérieure du sein, trois petites taches purpuriques.

Dans l'observation suivante on n'a pas noté d'ecchymoses du sein.

Observation XII (Sainton).

*Sur un cas d'hémorragies multiples d'origine hystérique avec hémorragies du sein se faisant par le mamelon.*

Femme âgée de vingt-cinq ans, mère nerveuse, rien dans les antécédents personnels, une grossesse.

Actuellement, deuxième grossesse ; la malade est enceinte de quatre mois.

A la suite d'une discussion avec son jeune frère, un enfant de quatre ans, elle eut le lendemain matin une métrorragie assez abondante qui dura quatre jours. La grossesse n'en a pas moins continué à évoluer normalement.

Petites métrorragies les jours suivants ; peu après survinrent, en même temps, des hémorragies auriculaires et mammaires, puis des épistaxis et des hémorragies buccales.

Les hémorragies mammaires ont été beaucoup plus fréquentes, elles persistent encore actuellement, tantôt à droite, tantôt à gauche; l'écoulement sanguin se fait par les deux mamelons. Il est annoncé à la malade par une sensation de pesanteur dans le sein qu'elle compare à une montée de lait puis, brusquement, une certaine quantité de liquide sanglant est évacuée par le mamelon. La durée de l'expulsion du sang, qui semble se faire d'une façon spasmodique, est si courte que la chemise est tachée avant que l'infirmière, qui se trouve dans la salle, puisse accourir à l'appel de la malade ; mais elle a pu contrôler la réalité de l'écoulement du sang par le mamelon sans aucune modification d'aspect de la peau du sein ou de l'aréole. Il est difficile d'évaluer la quantité du sang ainsi perdu ; elle varie suivant les moments. La coloration du sang est, sur le linge, plus ou moins foncée, suivant les jours. Les hémorragies n'ont aucune régularité.

Si l'on examine les seins, on ne constate aucune modification de volume ni de coloration dans l'intervalle des hémorragies. Jamais nous n'avons vu la moindre ecchymose sous-cutanée. La pression fait sortir du colostrum ayant un aspect normal dans l'intervalle du raptus hémorragique.

La malade a encore des épistaxis et enfin des hémorragies d'origine bucco-pharyngée coïncidant avec les manifestations précédentes.

Malgré ces pertes de sang, l'état général de la malade est parfait.

Il existe de l'anesthésie plantaire absolue au chatouillement; la sensibilité plantaire à la piqûre est diminuée. Aux membres on trouve quelques différences de sensibilité à la piqûre, mais il n'y a pas d'hémianesthésie nette. Les régions ovariennes sont un peu sensibles à la pression ; l'ovaralgie est plus marquée à gauche. Nous n'avons trouvé ni anesthésie pharyngée, ni anesthésie sensitivo-sensorielle. A droite, il existe de l'anesthésie conjonctivale.

La malade est nerveuse, d'un caractère instable ; elle n'a jamais eu d'attaques de nerfs, mais elle se trouve mal toutes les fois qu'elle prend un bain : elle a alors une sensation d'oppression au creux épigastrique, de boule remontant au cou, et perd connaissance.

Nous avons pu recueillir le sang à l'aide d'un appareil appliqué sur les seins empêchant toute supercherie.

Dans ces deux observations, hémorragies multiples des muqueuses et de la peau chez des hystériques, sans influence sur la santé générale.

---

# CHAPITRE VIII

## GALACTORRHÉE

Les troubles de la sécrétion dans l'hystérie dépendent des fonctions vaso-motrices comme l'œdème et les hémorragies bien que procédant de phénomènes plus complexes.

Les modifications de la sécrétion laiteuse sont très rares. Briquet en rapporte un cas intéressant.

### Observation XIII (résumée).
### LIe obs. de Briquet.

*Galactorrhée datant de sept ans alternant avec des attaques d'hystérie et guérie par l'huile de chènevis.*

Mère hystérique ; quatre sœurs n'ont pu nourrir leurs enfants faute de lait ; un frère a eu de fréquentes convulsions.

*Antécédents personnels.* — Dans l'enfance, gourmes, maux d'yeux ; pas de convulsions. A 10 ans, hémoptysies fréquentes qui cessèrent à la menstruation ; à 15 ans, accidents nerveux très opiniâtre ; à 19 ans, fièvre intermittente qui dure deux ans ; à 25 ans, mariage ; à 26 ans, fièvre typhoïde avec des épistaxis très abondantes.

A 30 ans, première grossesse sans incidents.

Histoire de la maladie. — Quinze jours avant l'accouchement une abondante sérosité laiteuse vient constamment baigner la malade.

Après l'accouchement, hypersécrétion atteignant, au dire de la malade, 6 litres par vingt-quatre heures d'un lait parfaitement épais et crémeux. Quand elle donnait à téter, dès les premiers efforts de succion, une douleur extrêmement vive s'éveillait dans le sein donné à l'enfant, cette douleur devenait le prodrome d'une attaque de convulsions hystériques ; c'était comme une aura de l'accès convulsif, qui fit plus tard rarement défaut.

Calme complet dans les intervalles des crises, mais reprises des crises à la moindre tentative d'allaitement.

Renonçant à donner le sein, elle jouit d'une bonne santé, sans aucun épuisement malgré la production journalière de 3 à 4 litres de lait.

Après une deuxième grossesse, nouvelles tentatives d'allaitement et nouveaux désordres nerveux, avec une intensité moindre toutefois.

Troisième accouchement normal, le 18 janvier 1857. Nouveaux échecs à l'allaitement. De plus, la malade, dévorée par une faim insatiable, commence à maigrir. Les diverses médications échouent.

A son entrée à la Charité, le 18 avril 1857, le sein gauche ne diffère, ni en volume, ni en sensibilité, d'un sein normal.

Le sein droit est très volumineux, plus large à sa base; son poids l'entraîne au-devant des côtes; les veines sous-cutanées sont très nombreuses et très saillantes. Il est chaud et douloureux. Le lait coule goutte à goutte, en jets, par la pression. Le fait de se lever ou de s'asseoir sur le lit augmente la sécrétion. Abandonné à son poids, le sein devient le siège d'élancements très douloureux.

La quantité de lait est de 500 à 700 grammes par vingt quatre heures ; ses qualités physiques sont normales.

Le lendemain de l'entrée, accès incomplet sous l'influence de pressions multiples sur le sein.

Appétit extrême, quatre portions sont insuffisantes ; antipathie pour les aliments féculents.

Toux rare; pas d'hémoptysie; ni craquements, ni râles, ni souffles; pas d'expectoration ; fièvre légère le soir.

Rien à l'appareil circulatoire.

Les accès se répètent quatre fois en vingt-quatre heures, laissant subsister de l'hyperesthésie générale, des douleurs spinales, des points intercostaux, une céphalée vive. Surdité momentanée.

Analgésies circonscrites et mobiles.

Pas de leucorrhée. Urine normale et abondante.

Marche aisée. Pas de paralysie musculaire.

Un autre cas de sein douloureux avec galactorrhée est rapporté par Schultze.

### Observation XIV (résumée) (Schultze).

Il s'agit d'une femme de vingt-six ans qui présentait des douleurs lancinantes dans les deux seins avec sécrétion d'un liquide laiteux analogue à du colostrum. Réglée à dix-huit ans régulièrement, puis d'une manière intermittente, la malade ne présentait pas de symptômes évidents d'hystérie, mais elle avait une zone hyperesthésique de la huitième à la dixième vertèbre dorsale, des points intercostaux, des maux de tête, de l'asthésie musculaire et de l'inaptitude au travail.

Le sein droit puis le sein gauche étaient devenus turgescents sans présenter aucune anomalie à la perception.

Pendant neuf mois, traitements variés : injections sous-cutanées locales de morphine, préparations de fer, iodure et bromure de potassium, quinine, liqueur de Fowler, injections sous-cutanées d'atropine prolongées jusqu'à l'intoxication, ergotine, le tout sans résultat. L'électricité seule, dans les dernières semaines parut donner une légère amélioration.

En cela Schultze fut moins heureux que Briquet dont la malade guérit par l'emploi de l'huile de chènevis.

En outre, la malade de Schultze, accouchée trois ans auparavant, ne présentait au moment de son entrée à l'hôpital aucun signe de grossesse utérine ou extra-utérine ; pas de fausse couche, malade séparée de son mari depuis deux ans.

Beigel parle d'une jeune fille de dix-neuf ans qui n'avait jamais eu de grossesse et qui eut néanmoins des douleurs lancinantes dans les deux seins avec galactorrhée.

Citons encore l'observation de Legrand du Saulle :

Observation XV (résumée). (Legrand du Saulle).

H... Eudoxie, célibataire, sans profession, vingt-sept ans.

Mère épileptique, père asthmatique.

Attaques d'hystérie remontant à l'âge de dix-huit ans.

A vingt et un ans elle fait une fausse couche de cinq mois.

Entre à l'hôpital de la Salpêtrière en janvier 1866.

Les seins sont très gros et la malade y éprouve fréquemment des élancements qui seraient plus intenses à l'époque des règles. Depuis la fausse couche, il y a six ans, le sein gauche a toujours donné écoulement à du lait. Attaques de sommeil prolongées.

Observation XVI (F. Raymond et P[re] Janet).

*Sécrétion d'eau par les mamelles. — Arrêt de développement, nervosisme, chute, émotion, persistance et durée de l'écoulement, hydrorrhée localisée, disparition complète des phénomènes pendant le sommeil, légère dysesthésie.*

Cette malade, heureusement pour elle, est à peu près guérie depuis qu'elle est entrée à l'hôpital. Pouvons-nous dire tout haut que cela est un peu malheureux pour nous et que nous le regrettons beaucoup, à notre point de vue, bien entendu, car elle a présenté un phénomène hystérique très célèbre et, croyons-nous, assez rare. Briquet a décrit un cas dans lequel une femme a conservé pendant des années une sécrétion laiteuse d'une abondance extraordinaire par un seul sein. Eh bien! cette jeune fille, E..., âgée de dix-sept ans, a eu des sécrétions d'eau par les mamelles, et ce phénomène nous paraît se rattacher aux troubles sécrétoires de l'hystérie.

Les antécédents héréditaires nous sont assez mal connus. La mère avait souvent des convulsions pendant le sommeil, convulsions qui nous font penser à l'épilepsie. E... eut dans dans son enfance plusieurs maladies infectieuses : coqueluche, grippe, fièvre typhoïde. Elle était restée chétive et mal formée. On en faisait la remarque dans sa famille, et on lui reprochait de ne pas devenir grande fille. La grand'mère, la patronne chez qui elle travaillait et un médecin, à ce que prétendent les personnes qui nous amènent cet enfant, se seraient beaucoup étonnés de ces arrêts de développement.

Souvent on l'avait déshabillée, on s'était étonné qu'à l'âge de quinze ans elle eût les seins aussi peu développés. L'enfant, paraît-il, s'en était frappée, les examinait souvent, les touchait et, d'après ces récits bizarres, nous nous sommes demandé s'il n'y avait pas eu là quelques mauvaises habitudes. En tous cas, à l'âge de seize ans, la malade devenait fort nerveuse ; elle eut des étouffements et des petites attaques à propos de certaines contrariétés : un oiseau échappé, un petit chien blessé, etc. Un jour, à la suite d'une de ces émotions, elle tomba brutalement et prétend s'être blessée l'épaule gauche et le sein gauche. Le sein était, paraît-il, dur et douloureux ; le lendemain, une goutte de lait apparut sur les deux mamelons, puis quelques gouttes d'eau. La malade se plaignait que sa chemise était mouillée et l'on constata un écoulement de sérosité par les deux mamelons. En même temps, les seins se gonflèrent, grossirent très rapidement, les règles apparurent, et les poils du pubis commencèrent seulement à pousser. Il semble vraiment que ce fut le signal de la puberté.

Cet écoulement d'eau par les seins a duré quatre mois sans modifications, puis est survenue une attaque de nerfs pour une émotion quelconque et l'écoulement s'est arrêté pendant huit jours. Il recommença pendant deux mois à la suite d'une autre crise, puis il s'arrêta pendant un mois. A ce moment, l'écoulement se modifia, il cessa dans les mamelons et il fut remplacé par une sueur exagérée, une véritable hydrorrhée qui se faisait dans toute la moitié inférieure du sein droit. Cet écoulement de sueur était en voie de disparition quand la malade est venue nous raconter son histoire.

Nous ne pouvons donc pas étudier ce phénomène au moment où il a été le plus sérieux. Nous constatons seulement sur l'écoulement, qui persiste en partie, la vérité de quelques remarques que nous communique la malade.

Tous ces écoulements, ceux des mamelons comme celui du sein, présentaient une particularité remarquable sur laquelle les témoins insistent beaucoup. *Ils cessaient toujours complètement dès que la malade était endormie, pour recommencer régulièrement chaque matin au réveil.* Ce détail important est à rapprocher de ce que nous observons tous les jours pour les chorées, pour les tics, pour les hoquets hystériques.

Malheureusement la malade ne peut pas nous renseigner exactement sur l'état de la sensibilité de la peau au moment où la maladie était le plus forte. Aujourd'hui nous ne constatons sur le corps aucune anesthésie, nous remarquons seulement une zone légèrement dysesthésique dans la moitié inférieure du sein droit à l'endroit où persiste un écoulement de sueur.

Il est probable qu'il en était de même il y a quelques mois, les seins et les mamelons, dont la malade se plaignait, devaient présenter une certaine dysesthésie, anesthésie incomplète, accompagnée de sensations pénibles... L'hydrorrhée ne serait pas accompagnée d'une anesthésie complète des téguments... elle serait accompagnée plutôt par une légère hypoesthésie avec dysesthésie.

L'entrée dans un hôpital causa à cette jeune fille une vive émotion qui semble, comme autrefois ses attaques, arrêter cet écoulement. Souhaitons pour elle qu'il cesse définitivement ; s'il reprenait, nous aurions l'occasion de vous en parler de nouveau. »

---

# CHAPITRE IX

Après avoir étudié successivement toutes les réactions de l'hystérie sur la glande mammaire, nous rappelerons le cas très curieux publié par Gasne concernant une hystérique anorexique.

### Observation XVII (abrégée) (Gasne).

« N'était la conservation de la glande mammaire chez cette jeune fille, on pourrait vraiment dire qu'il ne lui reste que la peau et les os. »

B. G., sans profession.

Mère très nerveuse.

Crises d'hystérie. Paraplégie. Amaurose. Anorexie.

N'a jamais été réglée.

« Elle ne souffre à proprement parler de nulle part, cependant ses seins sont toujours un peu douloureux et la malade a toujours peur qu'ils soient heurtés; en outre, depuis quelque temps, elle a les pieds et les mains glacés.

La sensibilité cutanée est partout normale, au tact, à la piqûre, au chaud, au froid ; nulle part d'anesthésie ni sur le tronc, ni sur les membres. Il n'y a pas de points hyperesthésiés. Seules les glandes mammaires sont très douloureuses à la pression. Les sens sont absolument indemnes, le champ visuel est normal, la vue, l'ouïe, l'odorat, le goût, conservés. Il y a une notable diminution du réflexe pharyngé: »

« Les seins sont manifestement tendus et grossissent ou diminuent rapidement. »

Ce qui fait l'originalité de ce cas, c'est l'antithèse entre la maigreur due à l'anorexie et le volume normal et même exagéré des seins qui présentent de l'hyperesthésie de la peau et des crises aiguës de gonflement comme cela se voit dans un grand nombre d'observations de sein hystérique.

On pourrait peut-être aussi considérer, comme une autre forme encore du sein hystérique, un certain nombre de cas décrits sous le nom d'*hypertrophie essentielle*. Il serait bon du moins que l'attention des observateurs fût attirée sur ce point et que l'existence de la névrose fût recherchée dans les cas de ce genre.

Nous en citons un cas où la malade guérit.

Observation XVIII (résumée) (Benoit et Monteils).

*Hypertrophie extraordinaire des mamelles chez une jeune fille âgée de seize ans et cinq mois.*

En 1859, un jour qu'elle paraît avoir eu les premiers symptômes d'une première et prochaine apparition des menstrues, immersion dans l'eau, qu'elle considère et qu'elle a toujours considéré comme la cause de sa maladie.

Assise, cette jeune fille supporte ses deux seins sur les cuisses.

En mai 1861, la circonférence du sein droit mesure $0^{m}94$ ; du sein gauche $1^{m}05$.

Elle refuse une opération qu'on propose de lui faire.

Persistance de l'hypertrophie pendant huit ans, malgré l'apparition des menstrues, en 1862.

« Enfin, et malgré tout, elle trouva un mari qui voulut bien se charger d'elle malgré sa repoussante infirmité. »

Son mariage eut lieu le 5 juin 1869. Et c'est seulement à partir de ce moment que les seins ont commencé à perdre sensiblement de leur volume.

Elle eut trois enfants, l'un meurt à trois mois, les autres robustes.

Elle n'a pu en nourrir aucun.

L'ensemble des tumeurs a diminué au moins des deux tiers.

---

## CHAPITRE X

### TRAITEMENT

Les moyens thérapeutiques les plus variés ont été mis en œuvre dans le traitement du sein hystérique.

Nous ne parlerons pas des innombrables médicaments employés généralement sans résultat.

On a conseillé l'ablation totale ou partielle de la glande mammaire ; le procédé n'a pas même l'avantage d'être radical.

Si l'on s'en rapporte aux observations, les moyens mécaniques auraient à leur actif des résultats heureux ; on pourrait donc employer l'hydrothérapie, la compression, le massage, l'électricité, etc.

Mais ces moyens ne paraissent agir que si l'on emploie simultanément la suggestion.

Certaines personnes, très nerveuses, parce qu'elles ont vu des personnes de leur entourage atteintes de cancer du sein, finissent par se persuader qu'elles ont des symptômes alarmants du côté de la glande mammaire. Celles-là guérissent évidemment si on sait les rassurer.

Mais, d'autre part, nous avons vu que Fowler avait obtenu par suggestion la guérison de sept malades présentant les phénomènes du sein hystérique avec tumeur. On pourrait rapporter un grand nombre de cas analogues. Il faudra donc employer la suggestion, secondée par le traitement général de l'hystérie.

# CONCLUSIONS

I. Les stigmates hystériques du sein (zones hyperesthésiques spasmogènes, frénatrices, hypnogènes) sont très fréquents, mais prennent rarement une importance assez grande pour qu'on puisse les ériger en *hystérie locale.*

II. Le *sein hystérique* est caractérisé par le gonflement et les douleurs à forme névralgique, ressortissant à la mise en action d'une zone hystérogène et à la formation d'un œdème vaso-moteur.

III. Le sein hystérique se présente sous plusieurs formes, variables chez un même sujet et d'un sujet à un autre, qui sont :

1° La mastodynie ;

2° Le sein hystérique ;

*a)* Sans tumeur,

*b)* Avec tumeur,

*c)* Avec ulcération.

Ces diverses manifestations représentent la série des phénomènes vaso-moteurs allant de l'œdème à l'eschare.

IV. Entre ces deux termes, l'œdème conjonctif aboutissant à l'hémorragie produit les ecchymoses et les hémorragies du sein.

V. Le diagnostic est parfois difficile à établir, il est cependant très important afin d'éviter les interventions chirurgicales.

Le traitement doit rester purement médical et suggestif.

---

# BIBLIOGRAPHIE

Béclère, Soc. méd., des hôpitaux de Paris, 1900.
Beigel, Virchow's Archiv, 42.
Benoit et Monteils, Montpellier, méd,, 1877.
Bourneville et Regnard, Icon. phot. de la Salpêtrière, 1877-78.
Boyer, Arch. gén. de médecine, 1830.
Briquet, Traité clin. et thérap. de l'hystérie, 1851.
Carré de Montgéron, La vérité des miracles. Cologne, 1747.
Charcot, Leçons du mardi, 1889 (Progrès médical, 1889).
Chipault, Hémorragies du sein (Presse méd., 1896).
Connard, Du sein hystérique (th., Paris, 1876).
Delbet, *in* Traité de chirurgie, 1892.
Eybert, Diarrhées névropathiques (th., Lyon, 1892).
Fabre, L'hystérie viscérale, 1883.
Féré, Les douleurs hystériques (Rivista de Neurologia, Lisbonne, 1888).
Fortoul, Douleurs de la mamelle (th., Paris, 1879).
Fowler, Neurotic tumors of breast (New-York neurol. Soc., 1890).
Gasne, Nouvelle Icon. de la Salpêtrière, 1900.
Gilles de la Tourette, Traité clin. et thérap. de l'hystérie, 1895.
Hoffmann (Fred.), De morbo hysterico. Genève, 1748.
Kirmisson, France médicale, 1878.
Lannois, Nouvelle Icon. de la Salpêtrière (n° 5), 1901.
Lechat, Névralgie de la mamelle (th., Paris, 1859).
Legrand du Saulle, Les hystériques, 1891.

Pitres, Leçons clin. sur l'hystérie et sur l'hypnotisme, 1891.
Raymond (F.) et Janet (P.), Névroses et idées fixes, 1898.
Richet, Gazette des hôpitaux, 1879.
Renaut (J.), L'urticaire gangreneuse (La méd. moderne, 1890).
Sainton, Soc. méd. des hôpitaux de Paris, 1901,
Schultze, Berliner klinische Wochenschrift, 1874.
Sojo Carmona, Sein douloureux (th., Paris, 1887).
Sollier, Genèse et nature de l'hystérie, 1897.
Van der Wiel, Obs. de méd., 1758.
Wever, Ein fall von Mastodynie. Frauenartz. Berlin, 1887.
Willis, De morbis convulsivis. Londres, 1678.
Wood, Philadelphia med. Times, 1883.

# TABLE





Lyon. — Imp. A. REY, 4, rue Gentil. — 28624

www.ingramcontent.com/pod-product-compliance
Ingram Content Group UK Ltd.
Pitfield, Milton Keynes, MK11 3LW, UK
UKHW020321220726
13923UKWH00003B/1284